OPHTHALMIES

TRAUMATIQUES,

CHOIX D'OBSERVATIONS REMARQUABLES

DESTINÉES A ÉCLAIRER

L'HISTOIRE DES CORPS ÉTRANGERS DE L'OEIL.

PAR LE DOCTEUR **AL. MAGNE,**

Chevalier de la Légion-d'Honneur, Médecin-Oculiste de S. A. le Prince Murat,
de S. E. le Ministre des affaires étrangères, des Crèches du département
de la Seine et du Bureau de bienfaisance du Ier arrondissement,
Professeur particulier de clinique oculaire, Vice-président de la
Société de médecine pratique, Membre correspondant de
l'Institut de Valence (Espagne), etc., etc.

DEUXIÈME ÉDITION.

PARIS.

J.-B. BAILLIÈRE, | **VICTOR MASSON,**
19, RUE HAUTEFEUILLE; | 17, PLACE DE L'ÉCOLE-DE-MÉDECINE.

1854

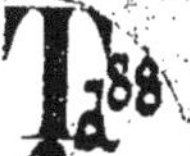

OPHTHALMIES

TRAUMATIQUES,

CHOIX D'OBSERVATIONS REMARQUABLES

DESTINÉES A ÉCLAIRER

L'HISTOIRE DES CORPS ÉTRANGERS DE L'OEIL.

PAR LE DOCTEUR **AL. MAGNE**,

Chevalier de la Légion-d'Honneur, Médecin-Oculiste de S. A. le Prince Murat,
de S. E. le Ministre des affaires étrangères, des Crèches du département
de la Seine et du Bureau de bienfaisance du 1er arrondissement,
Professeur particulier de clinique oculaire, Vice-président de la
Société de médecine pratique, Membre correspondant de
l'Institut de Valence (Espagne), etc., etc.

DEUXIÈME ÉDITION.

PARIS.

J.-B. BAILLIÈRE,	**VICTOR MASSON,**
19, RUE HAUTEFEUILLE;	17, PLACE DE L'ÉCOLE-DE-MÉDECINE·

1854

A

Monsieur le Professeur SUE,

DIRECTEUR DE L'ÉCOLE DE MÉDECINE DE MARSEILLE.

Souvenir reconnaissant.

AL. MAGNE.

OPHTHALMIES

TRAUMATIQUES.

Malgré ses tutamina, plus qu'aucun autre organe, l'œil est exposé aux agents extérieurs; mais la diversité des corps étrangers qui peuvent l'atteindre, la variété des accidents que ces corps sont susceptibles de déterminer, accidents qui ne se représentent presque jamais d'une manière identique; tels sont, sans aucun doute, les motifs qui n'ont pas permis jusqu'ici de se livrer à un travail sérieux et complet sur un sujet si intéressant.

L'histoire des corps étrangers de l'appareil oculaire est encore à faire : les oculistes modernes y ont à peine consacré quelques pages, et l'on ne rencontre guère dans l'antiquité que le fait si connu de Critobule : « Magna et Critobulo fama est, extracta Philippi regis oculo sagitta, et citra deformitatem oris curata orbitate luminis [1]. »

Cependant quels ne doivent pas être l'embarras et l'inquiétude d'un jeune médecin appelé à donner son avis dans un cas grave d'ophthalmie traumatique ; consultant vainement les auteurs, et livré à ses seules ressources, je dirai presque à sa seule inspiration ! C'est à lui que nous avons pensé en choisissant, pour les publier, des observations remarquables sous le triple point de vue du diagnostic, du pronostic et du traitement, et qui serviront peut-être de jalons pour l'histoire des corps étrangers de l'appareil oculaire.

PREMIÈRE FAIT. — Fragment de cire à cacheter fixé sur la cornée, et méconnu pendant huit jours.

Le 8 février 1848, je fus appelé chez M. D..., marchand de couleurs, rue Beauregard, n° 20. M. D... avait eu, cinq jours auparavant, l'œil violemment frappé par un bouchon que lui avait lancé en jouant un de ses amis. Depuis cette époque, la cornée et la conjonctive étaient

Pline. *Hist. nat.,* liv. VII, ch. 37.

le siége d'une violente inflammation. Il existait de la photophobie et des élancements tellement insupportables, que le malade, obligé de garder le lit, redoutait les plus légers mouvements, qui, disait-il, augmentaient ses souffrances. L'horreur de la lumière existait même lorsque les rideaux de la fenêtre et du lit étaient parfaitement clos. La compression des paupières, à l'aide d'une bande fortement serrée, produisait seule un peu de soulagement.

J'eus beaucoup de peine à décider le malade à s'asseoir sur son lit et à laisser explorer son œil. La lumière du jour ne permettant pas un examen convenable, je me servis d'une bougie dont l'éclat détermina une si vive douleur, que je dus renoncer à poursuivre mes investigations.

Je prescrivis une large saignée et l'application permanente sur l'œil de compresses imbibées d'eau glacée.

Le lendemain, la photophobie était moins intense, j'écartai les paupières, et je reconnus au centre même de la cornée, masquant le milieu de l'espace pupillaire, un corps étranger incrusté dans les lames qui l'entouraient d'un anneau boursouflé. M. D... s'opposa tout d'abord à l'extraction de ce corps étranger, qui était de la grosseur d'une petite tête d'épingle, et dont je ne pouvais apprécier la nature. Ce malade, très-pusillanime, prétextait qu'il n'était rien entré dans son œil, et que les symptômes inflammatoires n'étaient dus qu'à la contusion de l'œil. Je parvins pourtant à le convaincre, et je pus extraire, non sans difficultés, avec la pointe d'une lancette, un fragment de cire verte, ce qui rappela immédiatement au malade que le bouchon qui l'avait frappé était en effet recouvert d'un cachet vert.

Quelques petits débris restant encore dans l'excavation traumatique de la cornée, je les enlevai à l'aide d'une curette et je dirigeai sur la plaie le jet d'une seringue d'Anel.

Une application de sangsues derrière l'oreille, quelques bains de pieds, la diète, une légère purgation, et des applications d'eau glacée amenèrent une amélioration tellement rapide, que le 16 février, huit jours après l'opération et treize jours après l'accident, la guérison était complète ; la cornée avait repris toute sa transparence, et la faculté visuelle ne présentait aucune altération.

Ce fait est l'un des plus remarquables que

je connaisse, eu égard à la violence des phénomènes inflammatoires et à la rapidité avec
laquelle ils se sont dissipés.

Je dois ajouter que le médecin appelé dans
les premiers jours qui ont suivi l'accident, avait
attribué l'état de l'œil à une rétinite, et fait
pressentir une amaurose consécutive; l'indo-
cilité du malade n'avait, sans doute, pas permis
un examen attentif de l'œil.

DEUXIÈME FAIT. — Fragment d'écorce de bois inscrusté
dans les lames de la cornée; — trois mois de séjour.

Le 5 juin dernier, me trouvant à Bernay
(Eure), où j'avais été appelé par notre hono-
rable confrère, M. Accard, pour une opération
de cataracte, il me présenta un cultivateur qui
portait incrusté sur l'œil droit un fragment
d'écorce de bois de 3 millimètres de longueur.

L'accident remontait à plus de trois mois et
avait eu lieu pendant que le malade sciait du
bois. Du reste, rien, dans la coque oculaire, ne
dénotait la présence de ce corps étranger; la
cornée était saine dans toute son étendue, la
conjonctive n'offrait pas la moindre rougeur,

à peine existait-il un léger larmoiement. En somme, le fragment d'écorce de bois, occupant la partie inférieure de la cornée, semblait de niveau avec la courbe décrite par cette membrane.

En interrogeant le malade, j'appris que durant les premiers jours qui suivirent l'accident, il s'était manifesté quelque rougeur accompagnée d'une grande sécrétion de larmes, et d'une faible douleur occasionnée par le frottement de la paupière.

Le malade étant placé comme pour une opération de cataracte, j'essayai d'introduire une mince curette entre la cornée et l'une des extrémités du corps étranger ; aussitôt que j'y fus parvenu, je le délogeai par un rapide mouvement de bascule.

A la place qu'occupait ce fragment de bois, les lames superficielles présentaient une légère dépression, et leur transparence n'était que médiocrement altérée.

J'attribuai l'absence de symptômes inflammatoires à ce que l'écorce s'était appliquée sur la cornée par une sorte de juxta-position ; la surface qui regardait les lames superficielles était entièrement lisse, et s'était fait place en com-

primant peu à peu et doucement les couches
cornéales. Nul doute que si ce large corps
étranger eût été couvert d'aspérités, il ne fût
survenu un cortége d'accidents sérieux.

Quoi qu'il en soit, c'est un phénomène assez
rare qu'un corps étranger puisse séjourner pendant trois mois sur la cornée sans produire
d'inflammation.

TROISIÈME FAIT. — Ecorce de millet siégeant depuis deux
mois à l'union de la sclérotique et de la cornée, et
prise pour une papule.

Dans le courant du mois de mai 1849,
M. X... se présenta à ma consultation pour
une ophthalmie qui remontait à deux mois environ. A l'union de la cornée, et de la sclérotique, l'œil droit présentait une petite élévation circulaire siégeant par moitié sur chacune
de ces membranes, ou mieux sur la muqueuse
qui les tapisse. Cette élévation était jaunâtre,
lisse, et tenait au sommet d'une pyramide de
vaisseaux flexueux dont la base se perdait dans
le cul-de-sac de la conjonctive. Je crus tout
d'abord à l'existence d'une papule.

Le malade me dit alors que l'existence de
son affection datait de deux mois ; qu'à cette

époque il avait consulté un oculiste qui, comme
moi, avait diagnostiqué une papule; la cautéri-
sation avec l'azotate d'argent avait été propo-
sée; mais sur le refus de M. X..., notre confrère avait conseillé l'instillation d'un collyre à
l'azotate d'argent cristallisé.

La date de l'ophthalmie **me** fit repousser
aussitôt toute idée de papule; le malade, d'ailleurs, n'était rien moins que lymphatique;
aussi n'hésitai-je pas à reconnaître la présence
d'un corps étranger qui ne pouvait être autre
que la moitié d'une coque de millet ou un débris
de paille. M. X... me dit, qu'en effet il avait des
oiseaux qu'il soignait lui-même, que mainte
fois il lui était arrivé de souffler sur des graines
de millet et de chènevis; mais qu'il était bien
convaincu que l'accident dont je parlais n'avait
pu avoir lieu, attendu qu'il s'en serait aperçu,
et qu'il n'avait aucune souvenance d'un corps
étranger introduit dans son œil; la première
sensation de douleur avait eu lieu le matin en
s'éveillant.

Néanmoins, je saisis avec de petites pinces
la supposée papule, que je détachai sans effort,
et qui n'était autre qu'une moitié de coque de
millet.

L'œil fut bandé pendant quelques jours, et des lotions astringentes dissipèrent promptement la vascularisation accidentelle de la conjonctive.

Cette observation mérite, à coup sûr, d'être rangée parmi les cas rares, puisque le corps étranger est venu se placer sur le globe oculaire à l'insu du malade, et que deux oculistes ont pris ce corps étranger pour une papule. MM. Dumont et Bégin ont rapporté des faits qui présentent, avec celui-ci, une certaine analogie.

QUATRIÈME FAIT. — Paillette de cuivre incrustée sur le cartilage tarse, méconnue pendant six semaines.

Le 16 mai 1847, un ouvrier tourneur sur cuivre vint à ma consultation, se plaignant de douleurs vives de l'œil droit. Depuis six semaines, les mouvements des paupières étaient insupportables. Plusieurs fois déjà, il avait reçu des paillettes de cuivre sur le globe oculaire, qu'on avait aisément enlevées. Des traces de ces paillettes existaient aussi aux joues, aux paupières et jusque dans les sourcils ; elles se reconnaissaient à des points d'un bleu verdâtre. Le malade était convaincu qu'un frag-

ment de même nature déterminait l'inflammation persistante de l'œil.

Cependant, il s'était fait examiner par plusieurs de ses camarades; il s'était même pré-
senté aux consultations dans les hôpitaux;
toutes les recherches avaient été vaines.

J'explorai le globe avec le plus grand soin,
puis je soulevai chaque paupière en sondant
tous les replis que ma vue pouvait embrasser;
je ne trouvai nulle trace du corps étranger qui
pourtant devait exister, car la cornée présentait une ulcération longitudinale, ou plutôt une
éraillure, dont la cause ne pouvait être que
traumatique, eu égard aux antécédents.

Je maintins alors la paupière supérieure et
je fis exécuter des mouvements à la paupière
inférieure; la sensation douloureuse n'existait
pas. Je fixai à son tour cette dernière; les douleurs reparurent dès les premiers mouvements
de la paupière supérieure. Elle était donc le
siége du mal; mais voulant l'explorer de nouveau, au lieu de la saisir par les cils, mes doigts
embrassèrent le cartilage tarse; je n'allai pas
plus loin; le fragment de cuivre me déchirait le
pouce, il était incrusté sur le cartilage tarse
lui-même à sa partie postérieure, et la saillie

qu'il formait d'avant en arrière labourait super-
ficiellement les lames cornéennes à la façon
d'une épingle qui effleure l'épiderme.

Il me fallut employer une certaine force
pour arracher, avec des pinces, cette paillette
de cuivre qui s'était pour ainsi dire soudée
dans la paupière par suite de l'oxydation. Le
soulagement fut immédiat; c'était bien là vé-
ritablement le « sublata causa, tollitur effec-
tus. »

On trouve ici un exemple de l'attention que
les chirurgiens doivent apporter à l'exploration
de l'œil : la nature de l'excoriation cornéenne,
les souvenirs du malade, ses antécédents, sa
profession, tout se réunissait pour faire ad-
mettre la présence d'un corps étranger, et
pourtant la découverte en a été due pour ainsi
dire au hasard.

CINQUIÈME FAIT. — Fragment de maroquin incrusté sur la
cornée, méconnu pendant seize mois.

En 1843, je fus consulté par un ouvrier bot-
tier de la rue Richelieu ; son travail consistait
à piquer des bottines et des pantoufles de maroquin. « Il y a environ un mois, dit-il, j'étais

occupé à piquer des pantoufles de maroquin jaune, quand tout à coup je sentis comme une mouche qui m'entrait dans l'œil ; depuis lors, j'ai été contraint de renoncer à mon travail. »

L'eau de Bridault et la pommade de Lyon formaient les seuls remèdes dont l'usage avait été essayé. Voici dans quel état je trouvai l'œil droit :

La cornée paraissait désorganisée, surtout au centre ; elle était d'un gris cendré ; plusieurs points blanchâtres s'y faisaient remarquer ; un grand nombre de vaisseaux variqueux rampaient sur la conjonctive oculaire, et pénétraient dans le tissu cornéen. La conjonctive palpébrale congestionnée offrait un aspect granuleux. Photophobie intense ; vision à peu près nulle.

Je prescrivis un régime sévère, une large saignée et une purgation ; l'œil fut recouvert jour et nuit d'une compresse imbibée d'une solution astringente. Le malade, qui habitait au rez-de-chaussée, le quitta pour prendre une chambre convenablement aérée. Quelque attention que j'eusse apportée à l'examen de l'œil et de ses annexes, je ne trouvai nulle trace de corps étranger.

Pendant trois mois, le malade suivit exactement mes prescriptions, qui consistèrent en
ventouses scarifiées, sangsues, purgatifs réitérés, instillations soit de collyre au nitrate d'argent, soit de laudanum, vésicatoires volants,
frictions avec la pommade stibiée, pédiluves, etc. Pendant ces trois mois, l'œil eut des
alternatives de mieux et de rechutes. A cette
époque, je proposai un séton. Mais le malade
désira entrer à l'hôpital. Je le conduisis à la
Pitié, et le confiai aux soins du regrettable professeur Auguste Bérard. Je le tins au courant
de la brusque apparition de la kératite, et, pas
plus que moi, il ne trouva, dans la cornée désorganisée, les traces d'un corps étranger.

Le séton fut appliqué; le traitement anti-
phlogistique fut continué, mais sans succès; le
malade quitta l'hôpital de la Pitié, après y avoir
séjourné plus de six mois.

Il essaya alors de tous les remèdes de com-
mères, qui ne manquent pas d'affluer, surtout
quand il s'agit d'affections chroniques qui ré-
sistent aux ressources de l'art. Six autres mois
se passèrent, pendant lesquels il se présentait
de temps à autre à ma consultation.

J'eus ainsi occasion de revoir plusieurs fois

son œil, et j'ai toujours remarqué que le siége principal de l'inflammation était le centre de la cornée. Le malade avait la conviction qu'il lui était entré quelque chose dans l'œil, et que si je voulais lui enlever ce quelque chose, il serait guéri.

Il se plaignit un jour qu'à chaque mouvement de paupières il souffrait plus que d'habitude, et insista plus que jamais sur la présence d'un corps étranger. L'inspection de l'œil me fit reconnaître, à la partie centrale de la cornée, une sorte de dépôt que je pris pour du pus concrété, dont les parties les plus liquides auraient été absorbées; une curette, appliquée doucement, amena au dehors..... un fragment de maroquin, dont la ténuité avait dû être imperceptible, mais qui, enclavé dans les lames de la cornée par l'inflammation subséquente, s'y était gonflé à la manière d'une éponge, et représentait, vu au microscope, les hachures et les losanges qu'on remarque sur les peaux de chèvres maroquinées. Au moment de l'extraction, ce fragment égalait en volume un gros grain de mil ; plus tard, lorsqu'il fut desséché, il avait au plus un quart de millimètre dans toutes ses dimensions. Et ce qui achèvera de rendre cette observation plus extraordinaire, c'est qu'avant la dessiccation, le corps étranger présentait, quoique un peu altéré, la coloration jaunâtre du maroquin sur lequel travaillait le malade lors de son accident.

C'est ainsi qu'un corps étranger a pu séjourner seize mois au moins dans le tissu de la cornée, invisible à toutes les investigations, et produire une désorganisation presque complète de l'œil.

L'extraction faite, le malade se soumit de nouveau à un traitement rationnel; la cornée reprit à la longue une partie de sa transparence; le moyen qui a le mieux réussi est la solution d'azotate d'argent; cependant, si l'œil a retrouvé assez de vision pour servir à guider la marche, deux leucomas, dont un vis-à-vis la marge pupillaire, gênent singulièrement l'exercice de la faculté visuelle.

SIXIÈME FAIT. — Débris de capsule fulminante demeuré sept jours dans l'œil; — iritis; — cataracte.

Le 14 mai 1847, je vis pour la première fois le fils de M. Pain, demeurant rue Saint-Honoré, n° 179, interprète à l'hôtel Meurice. Cet enfant, âgé de neuf ans environ, s'était amusé, dans la journée, à faire partir des capsules à l'aide d'un petit fusil à piston ; la cheminée ne recouvrant pas la capsule, les éclats de celle-ci avaient été projetés avec violence contre le globe oculaire. Il était nuit lorsque je vis le malade pour la première fois. Je me fis représenter les débris de la capsule, qui avaient été retrouvés sous la cheminée du fusil, et je constatai qu'il en manquait la moitié. L'œil droit était injecté ; deux plaies existaient à la sclérotique, près de son union avec la cornée ; une autre plaie avait divisé cette dernière membrane à la partie interne. Bien que le jour fût peu favorable, je ne voulus pas que les corps étrangers séjournassent dans l'œil, et je pratiquai l'extraction de trois fragments de cuivre ayant appartenu à la capsule éclatée. Ces fragments, réunis aux débris qu'on avait recueillis, ne représentaient pas la capsule entière. Ce qui manquait avait-il été lancé dans l'espace ? C'est ce qu'il était impossible d'affirmer. Des applications de glace sur l'œil, telle est la seule médication à laquelle je conseillai de recourir.

Le lendemain 15, il survint une amélioration telle, que je pus espérer une prompte et parfaite

guérison. Je ne revis le petit malade que le
quatrième jour, 17 mai; les symptômes n'é-
taient plus les mêmes; l'iris avait changé de
couleur; la marge pupillaire présentait une
teinte grisâtre; la pupille cependant n'était nul-
lement déformée; de violentes douleurs s'irra-
diaient de la tempe au sourcil et à la région
frontale; des élancements avaient lieu à la partie moyenne de la coque oculaire. J'avertis les
parents que probablement une partie de la
capsule avait pénétré dans le globe, que l'appareil du cristallin avait pu être lésé; qu'une cataracte était à craindre, et qu'un accident plus
grave encore, la fonte purulente de l'œil, était
à redouter, si le morceau de capsule que je sup-
posais avoir pénétré dans la chambre postérieure, n'était pas extrait.

Inciser le globe oculaire pour y rechercher
un corps étranger de la présence duquel je
n'étais pas absolument certain, était chose
grave; je temporisai donc. Mais les accidents
augmentèrent d'intensité; les élancements se
succédèrent sans intervalles : s'abstenir n'était
plus possible. A quatre millimètres de la cornée, à la partie inférieure, la sclérotique n'offrait
pas la même consistance et la coloration nor-

male ; elle semblait amincie et légèrement vio-
lacée. Ce fut le point que je choisis pour prati-
quer la ponction ; je tenais tout prêt un stylet
recourbé que je destinais à la recherche, dans
l'intérieur de la coque oculaire, du corps
étranger. L'incision fut pratiquée à l'aide du
couteau de Richter, et elle n'était pas terminée
que mon instrument heurta un corps dur et
résistant. Passant le couteau dans la main gau-
che, sans le retirer de la plaie, je guidai le long
de sa lame une petite pince qui saisit du pre-
mier coup et ramena au dehors un débris de
cuivre qui complétait la capsule. Ce débris
n'avait pas moins de six millimètres de longueur
sur deux de largeur.

Je maintins les paupières closes à l'aide de
bandelettes de taffetas d'Angleterre, que je fis
recouvrir d'une vessie remplie de glace. Pendant six jours le calme fut parfait ; néanmoins
le trouble que j'avais remarqué derrière la pupille alla en augmentant; une cataracte traumatique devint de plus en plus manifeste de jour
en jour. Les symptômes inflammatoires ne reparurent pourtant pas, mais la vision continua
d'être abolie.

Il fut aisé de constater que l'enveloppe du

cristallin avait été ouverte ; la lentille s'échappant avait été résorbée, et les deux capsules n'en formant plus qu'une, constituaient ce que, dans notre langage barbare d'oculistes, on est convenu d'appeler une cataracte aride siliqueuse.

Quelque répugnance que j'eusse à tenter l'opération dans de pareilles circonstances, je m'y décidai sur les instances du père, le 10 août, c'est-à-dire plus de trois mois après l'accident; mais lorsqu'il s'agit d'abaisser la capsule, les adhérences de l'iris étaient tellement résistantes, que je dus retirer mon aiguille, sous peine d'en laisser la pointe dans l'œil, car elle se serait brisée sans aucun doute si j'eusse voulu insister.

Je ferai, sur le cas dont je viens de parler, une seule observation qui mérite de fixer l'attention des chirurgiens : alors qu'il est bien constaté qu'un corps étranger a pénétré dans la coque oculaire ; alors que des douleurs lancinantes insupportables se font ressentir; bien que l'on n'ait pas la certitude mathématique qu'un débris de corps étranger séjourne dans l'organe ; si rien ne peut expliquer la violence des symptômes observés, si le corps étranger

n'est pas de nature à s'enkyster sans danger,
s'il se manifeste une série d'accidents tels, que
la fonte purulente de l'œil soit imminente, tem-
poriser n'a pas d'excuse, et, en admettant qu'une
incision soit inutile en ce sens, qu'aucun corps
étranger n'existe dans le bulbe oculaire; l'incision, même dans ce cas, porterait ses fruits,
car elle produirait, comme par enchantement,
un soulagement considérable et instantané,
une véritable détente.

En me prononçant ainsi, je crois formuler
une pratique rationnelle, et donner une pleine
approbation à la conduite qu'a tenue mon
excellent confrère et ami, M. Compérat, à propos d'une luxation spontanée d'un cristallin
normal, suivie de graves accidents, observation dont l'Union Médicale a rendu compte.

SEPTIÈME FAIT. — Plaie de la cornée par une latte; —
guérison; — nouvelle plaie par un fragment de bois
semblable; — iritis; — cataracte.

Un maçon, âgé de 35 ans, qui était atteint
depuis sa naissance d'une paralysie incomplète
de la paupière supérieure droite, suite d'une
chute sur un chenet, reçut, le 4 juin 1846, un

coup de latte [1] à l'œil droit, qui détermina des accidents inflammatoires, auxquels on opposa, à trois reprises, l'application de douze sangsues et des cataplasmes. Ce malade fut envoyé à ma consultation, huit jours après l'accident : l'œil était rouge, la conjonctive très injectée ; il existait une photophobie intense ; la cornée offrait une plaie par laquelle suintait l'humeur aqueuse, et la chambre antérieure avait notablement diminué de volume. Je prescrivis quinze sangsues au siége, des applications d'eau froide en permanence sur l'œil, et des purgatifs réitérés. La guérison eut lieu au bout de douze jours, et le malade reprit ses occupations, portant une cicatrice cornéale qui gênait un peu la vision.

Le 10 juillet, un nouveau coup sur le même œil vint rompre la cicatrice, labourant la cornée et la traversant. Le 22 du même mois, époque à laquelle je vis le malade, il existait, outre la plaie de la cornée, une iritis et une capsulite (cataracte traumatique), avec cécité complète de l'œil droit. J'opposai des émissions sanguines locales, des applications d'eau froide, des pédiluves, des pilules de calomel et d'opium,

[1] Morceau de bois étroit et mince.

des purgatifs et des frictions d'onguent napolitain associé à l'extrait de belladone. Au 1er oc-
tobre seulement l'inflammation avait disparu,
mais la capsule était, en quelques points, adhérente à l'iris ; cependant l'opacité capsulaire
commençait à diminuer, surtout à la partie supérieure de l'ouverture pupillaire.

Vers la fin de décembre, la phlogose kérato-
conjonctivale ne laissant plus la moindre trace,
je me décidai, sur les instances du malade, à
enlever un lambeau de la paupière supérieure,
dans l'intention de la relever. L'opération réussit
pleinement, et l'angle d'ouverture des deux
yeux n'offrit pas de différence appréciable.

A cette époque, l'opacité de la capsule avait
diminué d'une manière notable, et permettait
au malade de voir clair à se conduire.

Depuis lors, il cessa de venir à ma consultation, et je n'en ai plus eu de nouvelles.

Assurément, ce fait est bien digne de remarque. Voilà un œil bien plus protégé que cet
organe ne l'est habituellement, puisqu'il existait une chute de la paupière supérieure ; voilà
un œil, dis-je, qui est atteint d'une plaie grave,
et dont, cependant, la guérison ne se fait pas
attendre. Quelques jours se passent à peine, le

même œil est frappé de nouveau et plus sérieusement encore, car l'iris et la capsule sont déchirés. Néanmoins, nous avons pu nous rendre maître de l'inflammation, et, consécutivement, le malade a pu retrouver assez de vision pour suffire à la marche, par suite de l'absorption de la capsule.

L'observation qui va suivre n'est pas moins intéressante.

HUITIÈME FAIT. — Coup de parapluie traversant la cornée et l'iris ; — cataracte.

Un fait dont les journaux politiques ont parlé, et à propos duquel je n'ai pas voulu prendre la plume par un motif que le lecteur appréciera, mérite à un haut degré de figurer parmi les ophthalmies traumatiques : au mois de décembre 1849, le jeune Grégoire, parent d'un clown bien connu, était accompagné par sa grand'mère pour se rendre à la pension de M. R..., à Batignolles. Venant d'un côté opposé, une personne marchant très-vite et tenant à la main un parapluie, vint en heurter la pointe sur l'œil de l'enfant, avec une telle violence que celui-ci tomba et perdit connaissance. On le transporta dans un hospice voisin, où un étudiant en médecine, qui se trouvait seul présent, considéra l'œil comme perdu, et conseilla de le couvrir de compresses d'eau froide.

Trois jours après l'accident, l'enfant fut amené à ma consultation par sa grand'mère, qui me raconta ce qui précède. Voici dans quel état je trouvai l'œil malade : la conjonctive est fortement injectée; la cornée présente à sa partie supérieure, un peu au-dessus de la marge pupillaire, une plaie déchiquetée qui renferme encore entre ses lèvres la boue qu'y a introduite la pointe du parapluie; l'iris a été déchiré à sa partie supérieure; il ne reste plus de trace du lambeau qui a été enlevé, de sorte qu'en cet endroit la pupille s'étend jusqu'à l'union du bord cornéal avec la sclérotique. La capsule est grisâtre; elle offre une déchirure par laquelle a dû sortir le cristallin.

En présence de désordres si graves, je crus pourtant devoir rassurer madame G..., du moins sur la conservation de l'œil; je me rappelais, en effet, le maçon dont je viens de rapporter l'observation.

A l'aide d'une curette, j'enlevai avec précaution les petites parcelles de boue qui écartaient les lèvres de la plaie, je les mis de suite en rapport le mieux qu'il me fut possible ; j'abaissai avec soin la paupière supérieure, et je maintins les deux voiles palpébraux fermés à l'aide de bandelettes de taffetas d'Angleterre. Je prescrivis le décubitus dorsal, des sangsues derrière l'oreille, une application permanente de glace au-dessus du sourcil droit, et la diète. A partir de ce moment, cessèrent les douleurs qui étaient intolérables, et ne permettaient pas de sommeil.

Au troisième jour, c'est-à-dire six jours après l'accident, je fis enlever la glace et j'examinai l'œil : la plaie de la cornée était cicatrisée ; la rougeur uniforme de la conjonctive avait cédé ; la sclérotique reparaissait, sur laquelle on voyait ramper de nombreux vaisseaux flexueux qui se réunissaient à la ligne cicatricielle. L'iris était toujours enflammé et présentait une teinte grisâtre ; la capsule largement visible à travers la pupille agrandie offrait une coloration blan-châtre dans toute son étendue.

Je pus alors affirmer que l'organe serait conservé, sans difformité apparente à l'extérieur, la plaie venant se confondre avec la sclérotique à l'union de cette membrane avec la cornée. Quant à la cataracte, je me promis bien de n'y pas toucher, malgré les instances des parents. Je leur citai à l'appui de mon opinion le cas du jeune Pain; et, sans leur donner d'espoir, j'ajoutai que cependant j'avais dernièrement donné des soins à un malade, chez lequel la cataracte s'était résorbée en partie.

Au bout d'un mois, l'enfant, complétement rétabli quant à l'inflammation, rentra à sa pension, où il continua ses études.

Au commencement de cette année, sa mère me le ramena, m'annonçant avec joie que la vision commençait à revenir dans l'œil, siége de l'accident. En effet, je m'en assurai immédiatement, en présentant à l'enfant une clef, une plume et une pièce de monnaie qu'il reconnut sans hésiter. L'état de l'œil s'était d'ailleurs avantageusement modifié; l'espace pupillaire était assez rétréci, pour ne pas offrir une grande différence avec la pupille de l'œil sain; effet résultant, sans doute, du retrait du tissu cicatriciel; la moitié inférieure seule de la capsule était encore grisâtre, et à la partie supérieure on apercevait la pupille d'un beau noir.

J'ai revu l'enfant, il y a trois mois environ;

il n'existe plus de trace de cataracte, et il commence à lire les gros caractères, même sans verres convexes.

Ainsi, déchirure de l'iris, de la capsule et de la cornée ; plaie maintenue béante par un corps étranger pendant trois jours, et cependant guérison presque inespérée ; il est impossible de rencontrer un accident plus grave terminé d'une manière plus heureuse.

Neuvième fait. — Plaie de la cornée, de l'iris et de la capsule cristalline ; — cataracte.

M. Théodore B..., âgé de vingt-trois ans, demeurant rue Neuve-des-Petits-Champs, nº 60, se présenta à ma consultation le 7 août de cette année ; il venait de se frapper l'œil droit avec un tire-crin, dont il fait usage dans son état de tapissier, et avait immédiatement senti sa joue « inondée de larmes ; » c'était l'humeur aqueuse et non des larmes, ainsi que je le constatai en écartant les paupières. On aperçoit, à la partie inférieure, la plaie faite à la cornée par l'instrument piquant. Cette membrane est affaissée sur elle-même, comme à la suite d'une opération de cataracte par extraction, et une portion de l'iris est engagée dans la plaie; je fais rentrer aussitôt cette petite hernie. Le malade appliquera quinze sangsues derrière l'oreille, prendra un pédiluve, maintiendra des compresses d'eau glacée sur l'œil, et fera diète.

Le lendemain, l'amélioration est assez notable; la chambre antérieure est remplie; la plaie se cicatrise, la pupille paraît convenablement dilatée, et permet de suivre le trajet du tire-crin au moment de l'accident. Pénétrant de bas en haut, il a labouré légèrement la face antérieure de l'iris; puis s'introduisant dans l'espace pupillaire, il a effleuré la capsule antérieure; les traces existent de manière à ne pas s'y tromper, indiquées par une traînée inflammatoire presque linéaire qui occupe les membranes dont il vient d'être parlé.

Le malade, très-nerveux et pusillanime, redoute néanmoins que son œil ne vienne à se vider; comme il est très-intelligent, je lui explique pourquoi ce résultat n'est plus à craindre; mais je suis obligé de lui donner d'autres sujets d'inquiétude : comme c'est un jeune homme, seul et peu disposé à se soigner, je lui fais comprendre que sans un traitement énergique, la pupille est menacée d'atrésie par suite d'iritis, et que cette mauvaise chance écartée, il reste encore la crainte d'une capsulite traumatique.

Je prescris une nouvelle application de quinze sangsues, un purgatif, des pilules de calomel, associées à l'opium et à la belladone, et des frictions avec la pommade d'onguent napolitain et d'extrait de belladone. Les compresses d'eau froide devront toujours être maintenues sur l'œil.

Le 9, le malade paraît très-satisfait; la pupille, dilatée sous l'influence de la belladone, rend la vision moins obscure et me fait espérer que l'iritis sera enrayée. Cependant, la capsule prend une teinte uniforme d'un blanc grisâtre, je crois devoir insister sur une nouvelle application de sangsues, compresses glacées, pilules et frictions ut supra.

Malheureusement, M. Th. B... ne tient pas compte de mes avertissements, les sangsues n'ont pas été appliquées, et, le 11 avril, il arrive se plaignant de douleurs atroces à la tempe et au-dessus du sourcil; l'inspection de l'œil me montre la pupille déformée, l'iris changée de couleur, la capsule entièrement blanche et un hypopion occupant un certain espace de la chambre antérieure; la photophobie est très-intense : revenir à une application de vingt sangsues, réitérer la purgation, continuer l'usage des pilules, faire trois frictions par jour avec la pommade d'onguent napolitain et d'extrait de belladone, tenir constamment sur l'œil des compresses imbibées d'eau végéto-minérale.

. L'usage de ces trois derniers moyens a été employé sans interruption pendant quinze jours ; l'hypopion était résorbé; les douleurs avaient cessé ; l'inflammation s'était beaucoup amoindrie, mais la capsule était adhérente à l'iris. Je permis au malade d'aller à la campagne, l'engageant à persévérer dans le traitement. Au bout de trois semaines, il revint avec tous les symptômes d'une violente iritis; je prescrivis un vésicatoire et l'usage du calomel jusqu'à salivation. Quinze jours après, je reçus une dernière visite de M. Th. B...; il me dit que les douleurs avaient cédé rapidement à l'usage du calomel, et qu'elles n'avaient plus reparu. L'œil n'offre plus aucune trace de rougeur inflammatoire; la plaie de la cornée n'est indiquée que par un léger point de cicatrice; mais le malade est borgne, par suite de quelques adhérences de la capsule opaque à la cornée.

Cet insuccès m'a vivement préoccupé, et assurément cette observation est bien digne de fixer l'attention du praticien, tant sur le traitement employé que sur celui qui aurait pu l'être.

En effet, vingt-quatre heures après l'accident, la pupille est convenablement dilatée; la capsule n'offre qu'une légère érosion; quarante-huit heures s'écoulent, et la pupille, sous l'influence de la belladone, augmente de diamètre; à coup sûr, j'étais bien fondé à ne plus rien redouter du côté de l'iris, il suffisait de consolider, par les mêmes moyens, le résultat heureux que nous avions obtenu. Mais, malgré mes instances, le malade arrête le traitement, et, quand nous y revenons, je suis impuissant à combattre l'iritis, je vois, pour ainsi dire, sous mes yeux, l'iris se rapprocher de la capsule, et je ne puis m'opposer médicalement aux adhérences entre ces membranes.

Dès le cinquième jour, aussitôt que je fus convaincu de la marche de l'iritis et de l'impossibilité de dilater de nouveau la pupille, je songeai à débrider la plaie de la cornée, et aller chercher la capsule à l'aide d'une curette ou de petites pinces; mais le malade était un jeune homme éloigné de ses parents ; mais je ne connaissais aucun exemple analogue, et, après tout, je n'avais pas la certitude mathématique que l'inflammation capsulo-iritique dût persister ; j'attendis donc ; plus tard, il fut trop tard, et j'annonçai au malade que la vision ne pourrait lui être rendue que par une opération.

Aujourd'hui, après y avoir mûrement réfléchi, je n'hésiterais pas, dans un cas analogue, à extraire la capsule ; la plaie de la cornée, en effet, ne peut se mettre en parallèle avec la gravité des accidents évités par l'extraction de la capsule ; et l'on se débarrasserait ainsi de la complication la plus fâcheuse, l'union de la capsule à l'iris par suite d'une inflammation adhésive.

Je livre ces réflexions à l'attention de mes confrères, et je serais heureux que mon opinion fût partagée.

DIXIÈME FAIT. — Corps étranger de l'œil simulant une névralgie intermittente.

Le 30 mai 1853, je fus appelé auprès de Mme G..., rue Neuve-des-Martyrs, n° 1. Cette dame était atteinte de violentes douleurs du globe oculaire, accompagnées du larmoiement qui se remarque dans les névralgies sus-orbitaires. La cornée paraissait nette dans toute son étendue ; il existait un cercle radié sur la sclérotique, cercle que l'on avait considéré à tort, il y a quelques années, comme un indice d'ophthalmie rhumatismale. Les douleurs dataient de deux jours, s'étaient manifestées le matin, et avaient cédé au bout de quelques heures, pour se reproduire et disparaître de la même manière le lendemain. La veille de l'apparition des douleurs, la malade avait été au spectacle, et attribuait ses souffrances à un courant d'air auquel la loge qu'elle occupait avait été exposée.

Je crus avoir affaire à une névralgie oculaire, et je conseillai le sulfate de quinine à l'intérieur, et des frictions sur le front et la tempe à l'aide du chloroforme. Des compresses imbibées d'eau froide furent maintenues sur l'œil. Le 31 mai, le 1er et le 2 juin, les douleurs reparurent le matin à la même heure, bien que j'eusse élevé progressivement la dose de sulfate de quinine.

Ce même jour, le 2 juin, la malade, que je n'avais vue qu'au lit, dans une chambre où la lumière était peu intense, me reçut dans un salon éclairé par trois fenêtres. J'étais très-préoccupé de l'inefficacité du sulfate de quinine, quand, à travers les rideaux, j'aperçus une cage suspendue au balcon. Ce me fut un trait de lumière ; je plaçai la malade au grand jour, et, après plusieurs recherches infructueuses, je constatai la présence sur la cornée d'une petite tache, faite comme avec la pointe d'une aiguille. J'enlevai à l'instant cette petite opacité, qui n'était autre qu'un corps étranger, un fragment imperceptible de millet, probablement, car son extrême ténuité ne pouvait le faire reconnaître exactement.

J'annonçai à la malade que sa névralgie avait disparu, et que le lendemain ce serait elle qui viendrait me voir. En la quittant, je me rendis à la Société de médecine pratique, où je communiquai à mes collégues et le fait et mon pronostic, qui fut trouvé quelque peu hasardé, eu égard à l'intermittence. Le lendemain, la malade vint à ma consultation : la névralgie n'avait pas reparu et ne s'est plus montrée depuis.

Assurément, l'intermittence bien caractérisée des douleurs oculaires éloignait toute idée de corps étranger, et la ténuité de ce corps aidait à l'erreur de diagnostic. Mais comment concevoir cette intermittence ? Voici, selon nous, la seule explication rationnelle qu'on en puisse donner : Le matin, en s'éveillant, la malade éprouvait de violentes douleurs causées par le frottement des paupières sur le petit corps étranger, dont les aspérités irritaient la cornée ; un épiphora survenait, et le corps étranger se gonflant à mesure qu'il s'imbibait, finissait par se ramollir, et n'avait plus avec la cornée qu'un contact inoffensif jusqu'à la fin du jour ; les mêmes phénomènes se reproduisaient le lendemain.

Quoi qu'il en soit, je pense que c'est un fait inconnu jusqu'ici, qu'un corps étranger simulant une névralgie intermittente.

FIN.

Paris. — Typographie de E. et V. PENAUD frères, 10, Faub-Montmartre.

Ouvrages et Mémoires

PUBLIÉS PAR LE MÊME AUTEUR.

— De la Cataracte pierreuse.

— De l'Amaurose ou goutte sereine.

— De la Cataracte noire.

— Des taches de la Cornée, généralement désignées sous le nom de Taies.

— Nouveau procédé pour guérir l'Entropion.

— De l'Enchantis.

— Sur les trois lumières de l'œil.

— De la Capsulite.

— Etudes sur les maladies des yeux comprenant l'Hygiène de la vue, ou Conseils sur la conservation et l'amélioration des yeux, s'adressant à toutes les classes de la société et en particulier aux mères de famille, aux hommes d'État, aux gens de lettres et à toutes les personnes qui se livrent aux travaux de cabinet; suivies d'un travail sur les ophthalmies traumatiques et d'appréciations pratiques sur la cataracte. — Un volume in-8°, prix : 6 francs, et 7 francs 50 centimes par la poste.

— De la cure radicale de la Tumeur et de la Fistule du sac lacrymal. — Un volume in-8°, prix : 3 francs 50 centimes.

— Conseils aux personnes qui ont recours à l'art de l'opticien. — Un volume in-8°, avec 35 figures gravées, prix : 3 francs 50 centimes.

Pour paraître prochainement :

— De la Choroïdite.

— De la Glace à la suite des opérations de cataracte.

Paris.—Typogr. de E. et V. PENAUD frères, rue du Faubourg-Montmartre, 10.

9 782019 290849